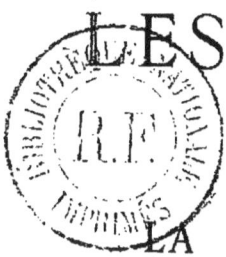

LES IODURES

ET

LA THÉRAPEUTIQUE

LES IODURES

ET

LA THÉRAPEUTIQUE

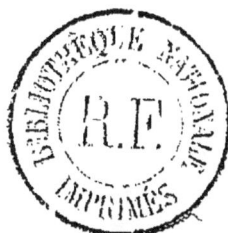

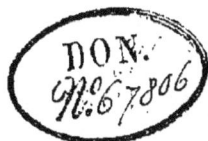

———

MEMENTO PRATIQUE

PAR

L. FOUCHER, d'Orléans

———∽✕∾———

PARIS

CHEZ L'AUTEUR

20, boulevard de Sébastopol, 20

1890

AU LECTEUR

Rappeler à la mémoire des médecins, d'après les travaux les plus récents, les indications principales de la médication iodurée, tel est le but de cet opuscule sans prétention.

Echo fidèle de l'enseignement clinique, l'auteur s'est borné à noter, au courant de la plume, ce que lui ont appris les maîtres de la thérapeutique, en ce qui concerne spécialement trois médicaments, qui furent l'objet de ses préoccupations constantes :

L'iodure de fer ;

L'iodure de potassium ;

L'iodure de sodium ;

Agents curatifs puissants, remèdes de premier ordre, dont le regretté professeur Fonssagrives disait : Ce sont des dominateurs thérapeutiques sans lesquels la médecine serait impossible.

L'IODURE DE FER

L'iodure de fer mérite d'occuper le premier rang sur la liste des remèdes précieux dont l'iode fait la base. Dans la foule des médicaments mis en usage pour combattre les maladies constitutionnelles, il en est peu dont la réputation soit universelle comme celle des préparations iodées. Constatées jadis par l'empirisme, les propriétés curatives de l'iode ont subi le contrôle de l'expérimentation scientifique, et, chacun sait, aujourd'hui, que la vieille renommée de l'éponge brûlée, des poudres de fucus, des apozèmes d'algues marines et d'autres remèdes du même genre, mis en honneur dès le XIIIᵉ siècle par Arnaud de Villeneuve, est due à ce fait que tous ces remèdes, bizarres ou mystérieux, contiennent de l'iode.

Lorsque, en 1812, le salpétrier Courtois constata la présence de l'iode dans les cendres de varech, il fit, sans s'en douter, faire un grand pas à l'art de guérir, parce que la médecine put, dès ce moment, demander à la chimie la raison de certaines cures inexplicables. Les praticiens apprirent, peu à peu, qu'ils avaient longtemps employé, d'une façon inconsciente, l'iode contre le goître, la scrofule, les dartres, la syphilis, etc., en ordonnant l'éponge brûlée, la poudre de Sancy, ou d'autres drogues semblables, fort peu agréables à prendre, — et bientôt, grâce aux recherches précises de Coindet, de Genève, la classe des préparations iodées forma un des chapitres les plus nets de la matière médicale moderne.

L'iodure de fer, par ses effets à la fois toniques et dépuratifs, suffirait à lui seul, pour prouver les avantages immenses de la médication iodée. Le traitement de l'anémie va nous en donner la démonstration.

En effet, qu'est-ce que l'anémie ? C'est un état particulier du sang, dans lequel les globules, privés d'un de leurs éléments constituants, le fer, manquent de la force nécessaire pour assurer l'exercice régulier des fonctions vitales. Qu'on l'appelle selon les périodes de la vie, « inanition » chez le nouveau-né, « lymphatisme » dans l'enfance, « chlorose » à la puberté, ou « pauvreté cérébrale » chez les vieillards, l'anémie réclame toujours le même traitement : après avoir mis l'organisme dans de bonnes conditions hygiéniques, il faut donner aux organes l'élément qui leur fait défaut, le fer.

Les préparations ferrugineuses sont nombreuses. Remplissent-elles toujours le but proposé ? Non. En est-il une sur laquelle on puisse compter presque à coup sûr ? Oui. Cette préparation c'est l'iodure de fer. Reconstituant par l'élément ferrugineux, purificateur par l'élément iodé, l'iodure

de fer pénètre sùrement dans la circulation et re-
donne au sang les qualités qu'il avait perdues.

Pour que cette action se produise, certaines
conditions sont nécessaires, sur lesquelles l'attention a été appelée en ces termes, dans le journal
l'*Union médicale*, par le docteur Richelot :

« La thérapeutique possède-t-elle des produits
iodo-ferrés qui offrent des conditions parfaites
sous le double rapport de la préparation et de la
conservation, de telle sorte que l'on puisse compter
avec un grand degré de certitude sur les effets
qu'ils doivent déterminer dans l'économie ? On
peut le contester pour plusieurs. Les pilules ou
dragées de proto-iodure de fer se composent ordinairement de sel de fer, de miel, de poudre de
réglisse et de poudre de guimauve. Si la pilule
présente un grand degré de dureté, on peut compter
sur sa conservation plus ou moins complète ; mais
la pilule, ne se dissolvant pas dans l'estomac, tra-
versera le tube digestif comme un corps étranger
sans produire aucune action thérapeutique. C'est
ce qui arrive trop souvent. Si la pilule reste molle,
le produit pharmaceutique a une grande tendance
à s'altérer et cette altération en rend l'emploi in-
fidèle ou nuisible. En offrant aux praticiens un
produit iodo-ferré qui échappe aux inconvénients
énoncés ci-dessus, M. Foucher a fait une chose
véritablement utile ». (1).

_____

(1) *Union médicale*, tomes XVII-XVIII.

Les médicaments ferrugineux ont encore un inconvénient qui n'est pas à craindre quand on administre les dragées Foucher.

Voici ce qu'on peut lire à ce sujet dans la *Gazette des Hôpitaux* :

« Les préparations d'iodure de fer sont des préparations délicates, altérables, difficiles à conserver. Il y avait donc là un problème intéressant à résoudre, et d'autant plus intéressant qu'il s'agissait de l'union médicale de deux corps, dont les propriétés dans l'organisme vivant semblent congénères ou au moins se corroborer, se compléter l'une par l'autre. L'iode et le fer paraissent, en effet, exercer une influence histogénique sur les éléments figurés du sang. M. Foucher a résolu ce problème avec un succès complet. La manne associée par lui au proto-iodure de fer, garantit ce sel contre toute altération, et de plus, on obtient par son intermédiaire une véritable pâte qui, lorsqu'elle est divisée en dragées, reste toujours malléable. Ces dragées se ramollissent à la simple chaleur de la main, à plus forte raison dans l'estomac, où elles sont facilement dissoutes. Elles possèdent les conditions essentielles de tout bon médicament. Dans l'estomac, les éléments de cette ingénieuse composition se séparent pour agir chacun suivant sa vertu propre. La manne, en stimulant les sécrétions du tube digestif, s'oppose à l'influence constipante, elle fait disparaître un des inconvénients ordinaires de la médication (1). »

En rapportant aussi longuement l'opinion flatteuse de la presse médicale sur une forme spéciale de l'iodure de fer opposé à l'anémie, je ne dois pas perdre de vue le produit lui-même. Voici donc ce que pensent de ce médicament quelques grands praticiens, qui l'ont employé dans d'autres maladies ;

Dans la 5ᵉ édition de leur *Grand Dictionnaire de médecine*, Bouchut et Després écrivent :

« L'iodure de fer convient dans les adénites scrofuleuses, dans les tumeurs blanches, dans la phtisie et dans certains cas de syphilis constitutionnelle ».

Dans la 28ᵉ édition du *Formulaire magistral*, de Bouchardat, à la page 414, on lit : « L'iodure de fer est très utile pour combattre la phtisie ».

Le docteur Camboulives, collaborateur du docteur Labarthe, dit dans le *Dictionnaire Marpon* : « L'iodure de fer est fréquemment prescrit dans la cure de l'amenorrhée, de la dysmenorrhée, des débilités générales, dans les diathèses tuberculeuse, scrofuleuse ou syphilitique, sans menace d'hémorrhagie ».

Dans le *Formulaire pratique*, publié en 1887 par Dujardin-Beaumetz et Yvon, on trouve cette mention : « L'iodure de fer est tonique, antiscrofuleux, fondant ».

---

(1) *Gazette des hôpitaux*, 9 mars 1878.

Le *Journal des connaissances médicales* enregistrait, dès 1839, les bons effets obtenus par le docteur Garlik pour le traitement du carreau, par l'iodure de fer associé à la rhubarbe. Le docteur Jules Simon constatait naguère des effets analogues à sa clinique de l'hôpital des enfants.

Dans son ouvrage sur la *phtisie pulmonaire*, le professeur Fonssagrives fait cette déclaration :

« Le protoiodure de fer est la préparation la plus habituellement choisie quand on croit devoir administrer du fer aux phtisiques, et ce choix s'explique par l'activité avec laquelle cette combinaison rénove ou restitue les globules du sang, par la coexistence fréquente avec la phtisie du lymphatisme ou du vice strumeux, enfin par l'action que l'on attribue à l'iode sur la diathèse tuberculeuse elle-même ».

On peut résumer, je crois, l'opinion générale en disant avec Robin et Littré (*Dictionnaire de Nysten*, 12ᵉ édition) : « L'iodure de fer est un bon médicament qui participe à la fois des propriétés de l'iode et de celles du fer ».

L'IODURE DE POTASSIUM

Le *Dictionnaire de Médecine* de Decaisne et
Gorecki, destiné aux étudiants, dit de l'iodure de
potassium « c'est un des plus précieux médicaments connus ». De cette déclaration faite aux
débutants, les praticiens les plus expérimentés
reconnaissent tous la parfaite exactitude.

Dans une leçon brillante faite par le professeur
Fournier à l'hôpital Saint-Louis, nous avons en-
tendu l'éminent académicien appeler l'iodure de
potassium « un médicament merveilleux (1) ».

---

(1) « L'iodure est un médicament merveilleux ; en effet, il
agit très vite parce qu'il s'absorbe très rapidement. L'expérience a prouvé qu'ingéré dans l'estomac, il apparaît dans
les urines au bout de quatorze à quinze minutes environ. Si
on le dépose sur la langue, on décèle sa présence dans l'urine
au bout de quatorze minutes et demie. Introduit dans le tissu
cellulaire sous-cutané, c'est vingt minutes après qu'il apparaît. Il se répand très vite dans tous les liquides de l'organisme. Du lait de la nourrice, qui absorbe de l'iodure de
potassium, il passe dans les urines du nourrisson.

« Son action thérapeutique sur les accidents tertiaires de
la syphilis est vraiment curative et se produit d'une façon
extrêmement rapide. Les ulcérations, exostoses, gommes, disparaissent rapidement sous son influence. Elle se fait également sentir sur la syphilis du cerveau, même à une période
très avancée. Indépendamment de son action curative, c'est
encore un tonique, il excite l'appétit. » *Le Praticien*, clinique
de l'hôpital Saint-Louis.

Cette épithète ne nous a pas surpris, parce que, véritablement, la pharmacie moderne ne possède pas beaucoup de produits aussi utiles.

L'iodure de potassium est connu depuis une cinquantaine d'années seulement. Wallace fut le premier qui l'étudia en 1836. De nombreux écrits sur la médication iodée avaient été publiés, après expérimentation clinique, par Lugol, Desalle, Gairdner, Buisson, Bayle, Tardy, Gendrin, Magendie, Petterson, Wagner, Biet, Gimelle, Fontana, Cullerier, etc., etc., lorsque, en 1850, la Société de médecine de Lyon mit au concours la monographie de l'iodure de potassium. Dans un mémoire remarquable, honoré d'une médaille d'or et publié plus tard en volume, sous le titre de *Iodognosie*, Dorvault fit l'histoire de l'iodure de potassium, avec un tact et une précision qui ne seront jamais dépassés. Les praticiens peuvent relire encore ce travail avec fruit, ils y retrouveront les qualités qui firent du regretté Dorvault une des premières autorités pharmaceutiques françaises. Cependant, il faut l'avouer, complète pour son temps, autant qu'elle pouvait l'être, la monographie de Dorvault ne l'est plus pour le nôtre.

La science a marché à grands pas depuis vingt ans et ses progrès nous obligent à constater une double lacune dans l'*iodognosie*.

Dans la prochaine édition de cet ouvrage, deux chapitres sont à compléter : 1° celui des maladies traitées avec succès par l'iodure de potassium ;

2° celui des précautions à prendre pour que son administration soit exempte d'inconvénients.

De la première question, je ne veux rien dire ici, ayant dressé un *Memento thérapeutique* de l'iodure de potassium, que l'on trouvera à la fin de cette notice. Il me paraît plus utile d'insister sur la deuxième question, celle des accidents susceptibles de se produire après l'administration de l'iodure. C'est parce que l'iodure de potassium est un médicament héroïque (1) qu'il importe de le bien connaître et c'est pour cela que je vais énumérer ses défauts, réels ou extrinsèques. Les inconvénients susceptibles de suivre l'administration de l'iodure de potassium sont (qu'on me permette cette façon de parler, qui sera comprise de tous les médecins) les uns *Vieux*, les autres *Jeunes*. Les vieux résultent de la quantité, les autres de la qualité.

---

(1) « L'iodure de potassium ne fût-il efficace que contre la scrofule — il l'est encore plus contre la syphilis — que la découverte de ses propriétés antistrumeuses serait encore un immense bienfait pour l'humanité, quand on considère le nombre des individus scrofuleux aujourd'hui répandus dans les populations et mis par lui, en quelque sorte, à l'abri des stigmates indélébiles de cette déplorable affection. » Dorvault, *Mémoire couronné par la Société de médecine de Lyon.*

« L'iodure de potassium est le plus important des agents de la médication iodique, et, comme Fonssagrives le faisait observer, l'un de ces agents thérapeutiques *dominateurs*, sans lesquels la médecine serait impossible » Ch. Eloy. *Dictionnaire encyclopédique des sciences médicales*, 1889.

A propos de quantité, il est tout naturel de penser qu'une trop forte dose d'iodure de potassium puisse produire des accidents. Il n'est permis d'abuser que des substances inertes. Or, comme l'iodure de potassium est un sel éminemment actif, il serait absurde d'en augmenter la dose au point de la rendre toxique, c'est-à-dire capable d'enflammer l'intestin jusqu'à l'ulcération ou d'exciter le cerveau jusqu'au délire.

Je n'insiste pas sur ce point, et je passe à l'examen des états particuliers, appelés : *iodisme, ivresse iodique* et *fièvre iodique.*

L'*iodisme* a été complaisamment décrit par divers auteurs anglais. Chez le sujet atteint d'iodisme, disent-ils, on voit survenir un amaigrissement progressif, de la chloroanémie, une faim boulimique, etc. ; évitez tout cela. Le docteur Lugol, médecin de l'hôpital Saint-Louis, a répondu : rien n'est plus facile que d'éviter l'iodisme, il suffit pour cela de savoir régler les doses du médicament ; quand la médication iodurée est bien conduite, loin de faire maigrir les malades, elle a pour effet, le plus ordinaire, de réveiller l'appétit languissant et de corriger la nutrition vicieuse. Les faits parlent plus haut encore que la théorie du docteur Lugol : dans son service d'hôpital — un de ceux où l'on a consommé le plus d'iodure — il n'y a jamais eu un seul cas d'iodisme.

L'*ivresse iodique* est un état beaucoup moins sérieux que l'iodisme ; il se produit lorsque com-

mence l'élimination de l'iodure de potassium, pris
à dose élevée ; il est caractérisé par des bourdon-
nements d'oreilles et des maux de tête, avec congestion sanguine des yeux et éruption rosée à la
peau. Cet état, qui a une durée très courte, cesse
de lui-même généralement. Il précise presque toujours le moment de diminuer la dose d'iodure.
Parfois, il commande d'en suspendre l'usage.

Avec cette série d'accidents, il serait injuste de
ne pas faire figurer le coryza et l'acné. Le coryza
peut, dit le professeur Fournier, être tellement
abondant qu'il oblige à supprimer la médication.
D'autre part, l'acné peut être si confluent que la
face entière en devient violacée. Fort heureuse-
ment, ces accidents, qui éclatent soudainement,
disparaissent également avec une grande rapidité,
au bout de deux ou trois jours au plus.

La *Fièvre iodique* a une grande analogie avec
l'état appelé ivresse. Voici comment s'en s'expli-
quait M. le professeur Armand de Fleury dans son
cours de thérapeutique : « L'iodure de potassium
est excitant comme l'iode, sans être irritant comme
ce dernier. Ingéré dans l'estomac, il est fort bien
supporté par les voies digestives ; il faut forcer les
doses pour que des nausées ou de la diarrhée
viennent à se manifester. Si un malade atteint de
syphilis ou de rhumatisme articulaire lié à une diathèse suspecte, absorbe continuellement l'iodure
de potassium à la dose modérée d'un gramme, son
appétit augmentera. Sous l'influence d'une désas-

similation à la fois régulière et active, le travail
réparateur de l'assimilation pourra prendre une
singulière activité ; et l'on verra le malade acqué-
rir de l'embonpoint, en même temps qu'il perdra
la teinte cachectique spéciale aux diathèses stru-
meuse, syphilitique et lithique. Mais si l'on force
la dose, il peut survenir une fièvre artificielle, les
yeux larmoient, le nez est enchifrené, la gorge
s'irrite. »

J'en ai fini avec ce que j'ai appelé les « vieux »
inconvénients, iodisme, ivresse et fièvre iodiques.
En somme, tous ont, ou *semblent avoir*, la même
cause : la *quantité* trop grande du médicament
Il me reste à parler de la *qualité*, c'est elle qui produit sûrement les inconvénients « jeunes », et
peut-être une partie des autres. En effet, si l'on
s'est plaint avec juste raison, dans ces derniers
temps, de ce que l'iodure de potassium ne possé-
dait plus les propriétés curatives d'autrefois, si l'on
constate actuellement qu'il n'est plus toléré par
certains estomacs, si l'on voit des malades dépérir
à la suite de l'usage prolongé de ce sel, il n'est pas
mauvais de rappeler les prudentes observations
faites, depuis quinze ans, par divers médecins
éminents, relativement à l'impureté de la substance
incriminée.

En 1874, H. Buignet écrivait dans le *Dictionnaire de Médecine et de Chirurgie pratique* de
Jaccoud : « l'industrie fabrique aujourd'hui de telles
quantités d'iodure de potassium que le pharmacien

n'a que très rarement l'occasion de le préparer dans son laboratoire. Il est nécessaire, toutefois, qu'il vérifie la pureté de celui qu'il achète dans le commerce ». Cette vérification est-elle toujours faite ? Je me borne à poser la question.

Le professeur Gubler disait à sa clinique et dans ses *Commentaires sur le Codex* : « l'iodure de potassium est souvent impur ». Le docteur Barralier, professeur à l'école de médecine navale de Toulon, écrivait de son côté : « Quand on administre des iodures impurs on constate promptement une chaleur pénible au creux épigastrique, avec un sentiment de constriction désagréable ; les digestions sont difficiles, lentes ; il survient parfois de la diarrhée ou de la constipation ».

Il me serait facile de multiplier ces citations de maîtres, montrant les dangers inhérents à l'usage de l'iodure de potassium impur. Je crois plus opportun de les compléter en indiquant un travail remarquable qui les résume toutes, celui du professeur Melsens, de l'université de Bruxelles :

Dans un mémoire dont l'Académie de médecine de Paris a consacré l'importance, la valeur et les services qu'il est appelé à rendre, en l'honorant du prix Monthyon, notre savant maître a démontré que si l'iodure de potassium ne guérit pas comme autrefois ; si, au contraire, il produit des désordres de l'estomac, dont le dépérissement des malades est la preuve évidente, cela dépend de ce que, au-

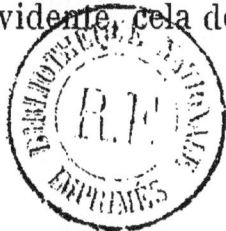

jourd'hui, ce sel renferme de l'iode à l'état libre et des iodates en quantité notable.

Or, débarrassez, dit M. Melsens, l'iodure de ces corps puissamment nuisibles, et alors, les malades dont l'estomac sera le plus susceptible, supporteront ce remède, le digèreront parfaitement, prendront de l'embonpoint et pourront en continuer l'usage jusqu'à leur guérison complète, qui ne se fera pas longtemps attendre pour être définitive.

Complétant sa communication par une conclusion pratique, le professeur Melsens a fait connaître le moyen d'obtenir l'épuration de l'iodure de potassium. Il consiste en une calcination spéciale dans des appareils *ad hoc* et par des procédés appropriés.

Cette méthode précieuse d'épuration, je l'ai étudiée dans tous ses détails, et, grâce à cette étude, je suis arrivé à créer un laboratoire pouvant mettre à la disposition des praticiens et des malades de l'iodure de potassium pur, propre à faire cesser toute crainte d'effet nuisible (1).

---

(1) « Désirant justifier la confiance que le corps médical a bien voulu accorder à ses dragées d'iodure de potassium, et, afin de fournir au praticien un iodure d'une pureté et d'une innocuité absolues, qu'il pourra administrer en telle quantité qu'il le jugera convenable et dont il pourra continuer l'usage jusqu'à parfaite guérison, sans crainte du plus petit accident, M. Foucher d'Orléans, pharmacien, vient d'installer des appareils spéciaux dans lesquels est calciné tout son iodure de potassium sur du fer avant de l'employer à la fabrication de ses dragées.

J'offre avec confiance ce produit au corps médical. Mon mérite — si j'en ai un — se borne à faciliter aux médecins l'exercice de leur art, à leur présenter, sous une forme agréable, une préparation précieuse dont la clinique proclame chaque jour les heureux effets.

L'iodure de potassium que je prépare dans mon laboratoire est recouvert d'une enveloppe saccharine et forme des dragées dosées à 25 centigrammes, — facilement solubles, quoique inaltérables à l'air. Leur goût agréable les fait accepter par les personnes les plus difficiles ; leur forme solide les rend commodément transportables ; leur dosage régulier permet d'en régler l'usage sans crainte d'erreur. Le prix de mes dragées — qu'on me permette de noter ce détail vulgaire, trop souvent dédaigné des pharmaciens à la mode — défie tout reproche de gain exagéré : mon flacon de 100 dra-gées, représentant 25 grammes de sels potassiques. n'est vendu que 4 francs. — L'iodure de potassium en simple dissolution dans l'eau est souvent vendu plus cher dans maintes officines.

Cette dépuration préliminaire, indispensable, de l'iodure de potassium pour la fabrication des dragées, offrant toute la sécurité désirable pour l'emploi de cet agent thérapeutique dont l'usage est d'une si grande importance dans un bon nombre de maladies, inspirera, on n'en doit pas douter, à la généralité des praticiens, une confiance qui les engagera à prescrire les dragées d'iodure de potassium de Foucher d'Orléans, toutes les fois qu'ils en auront l'occasion ».

Le Scalpel, n° du 2 mars 1884.

MEMENTO THÉRAPEUTIQUE

DE

L'IODURE DE POTASSIUM

Voici, par ordre alphabétique, la liste des maladies contre lesquelles l'iodure de potassium a été employé avec succès, avec les noms des praticiens éminents qui en ont constaté les effets curatifs :

Abcès chroniques. Voir *scrofule*.

Abcès laiteux. (Coindet, Simon, Blanc, etc.). Doses : de 1 à 2 grammes d'iodure par jour, soit de 4 à 8 dragées (1).

Adénites. Voir *bubons*.

Albuminurie. Crocq. de Bruxelles, et Baudon citent plusieurs exemples de guérison d'albuminurie par l'iodure de potassium. GUBLER, *Commentaires thérapeutiques*.

---

(1) Les poids des doses en grammes ou fractions de grammes ne sont plus indiqués dans les paragraphes suivants, pour éviter les répétitions inutiles, le poids de chaque dragée étant connu.

Aménorrhée des chlorotiques (Trousseau). De 1 à 4 dragées par jour.

Anévrismes. (Balfour, Simpson, Chuckerbutty). De 4 à 20 dragées par jour. La médication doit être continuée jusqu'à production des phénomènes toxiques ; elle doit être alors interrompue et reprise quand l'état physiologique est revenu ; pendant le traitement, le malade doit rester couché et observer un régime sévère. En se soumettant à cela, les malades guérissent le plus souvent. Dans la plupart des cas, les troubles de la circulation, de la respiration, sont amendés très rapidement, les battements de l'anévrisme diminuent de nombre et de violence et la tumeur s'affaisse graduellement. (*Gazette médicale, 1872*).

Angine de poitrine (Huchard, Bouchut, Witkowski, Degoix). Voir *cardiopathie*.

Arthrite. Voir *goutte* et *rhumatisme*.

Asthme. (Trousseau, Dujardin-Beaumetz, G. Sée, Desprès). De 2 à 12 dragées par jour. « Comme médicament eupnéique, la réputation de l'iodure de potassium date de loin. Bien avant son admission relativement récente dans l'arsenal des médications employées contre l'asthme, les empiriques en faisaient usage avec succès. Stilwell, dans le *Medical Times and Gazette* de 1857, Melville dans *The Lancet* de 1864, Trousseau et Jaccoud en

France, Leyden en Allemagne, et après eux G. Sée, en 1879, l'ont recommandé contre cette affection comme un modificateur des secrétions bronchiques et comme un médicament respiratoire ». DE-CHAMBRE *Dictionnaire encyclopédique*, tome XVI.

Blennorrhées indolentes. (Gubler). De 2 à 8 dragées par jour.

Bronchite. De 2 à 6 dragées par jour. « L'iodure de potassium favorise utilement l'expectoration dans les cas de bronchites capillaires et dans celles notamment qui succèdent à la rougeole, dans la bronchite des catarrheux, des emphysemateux, et dans la pneumonie, à la période où l'hépatisation tend à disparaître » LIEGEOIS.

Bubons. Voir *syphilis*.

Cancer (Klaproth, Bouchut, Hill). Effets mal connus. De 4 à 16 dragées par jour.

Cardiopathie (G. Sée, Huchard). De 2 à 8 dragées par jour.

« L'iodure de potassium constitue un médicament cardiaque des plus précieux; il n'agit pas seulement sur les dyspnées cardiaques et sur le type qu'on peut appeler *asthme cardiaque*, mais c'est un modificateur puissant des muscles, surtout du myocarde, en même temps que des vaisseaux dont il augmente l'énergie contractile; il facilite la respiration d'une manière immédiate, et la tonicité du cœur d'une façon permanente. »

G. Sée.

Cardite (Rusenberg). 1 dragée par jour avec de la digitale.

Carie. Voir *scrofule*.

Carreau (Sperino, Hermann). 1 dragée par jour.

Chancres (Puche, Fournier, Henry, Ricord, Langlebert, Bremond, Sigmund, etc.). De 4 à 12 dragées par jour. « On doit regarder l'iode comme le remède principal de la cachexie scrofuleuse et, selon moi, son efficacité est bien plus merveilleuse encore dans ces maladies si désespérantes autre-fois pour le malade et le médecin, ces terribles accidents de l'infection syphilitique contre les-quels les mercuriaux restaient sans pouvoir. Ces exostoses accompagnées d'insupportables dou-leurs nocturnes, ces chancres dévorants que rien ne pouvait arrêter, l'iode les maîtrise, les arrête comme par enchantement ; un gramme ou deux d'iodure de potassium, répétés pendant quinze jours, et quelquefois moins, ont suffi pour ame-ner, dans un état morbide si enraciné, une véri-table révolution. » BOUCHARDAT, *Formulaire ma-gistral*, 28ᵉ édition.

Chorée ou **Danse de Saint-Guy** (Oke, Monson).

Trente-six exemples de guérison sur soixante-douze cas. De 2 à 6 dragées par jour.

Coliques de plomb (Jacobs, Duchek). De 4 à 12 dragées par jour. Voir *intoxication*.

« Aussitôt que les symptômes aigus sont passés, on administre de l'iodure de potassium à la dose de 1 gramme d'abord, puis à des doses beaucoup plus élevées, selon la tolérance du malade. M. Jacobs a observé sous l'influence de ce médicament des guérisons complètes, se maintenant même alors que les ouvriers restaient exposés aux influences d'intoxication. Dans quelques cas même, les paralysies des extenseurs ont été complètement guéries (*Journal des Médecins praticiens, 1877*).

Contracture des extrémités (Delioux). 4 dragées par jour.

Dartres (Biett, Lugol, Reverdy, Giraud, etc.). Voir *psoriasis, scrofule* et *syphilis*. De 2 à 18 dragées par jour.

Diabète (Ormerod, Bouchard, Gubler, etc.). 4 à 8 dragées par jour.

« L'iodure de potassium n'est réellement indiqué que dans les cas où l'on doit soupçonner l'origine syphilitique de la maladie; plusieurs succès sont dus à son emploi dans ces circonstances. » O. DE-MANGE, *Dict. de Dechambre*).

Douleurs ostéocopes. Voir *chancres* et *exostoses*.

Ecthyma et **Eczéma**. Voir *dartres* (Gimelli, Bazin, Devergie, Vidal, Gruzu, etc.). 2 à 8 dragées par jour.

Endocardite. Voir *cardite.*

Engorgement du foie (Giacomini, Saver, Chancel, de Mussy, etc.), de 2 à 6 dragées par jour.

Engorgement du sein (Rodet, Depaul, Apostoli), de 1 à 4 dragées par jour.

Epilepsie (O'Connor). 1 dragée par jour.

Exostoses. Voir *chancres.*

Fièvre typhoïde (Smith-Morisson, Gallois). De 2 à 4 dragées par jour. Voir *névrose.*

Fistules. Voir *scrofule.*

Galactorrhée (Reiseberg, Buisson). De 1 à 6 dragées par jour.

Goître (Coindet, Luton, Fabre, Formey, Labbé, Piorry, Chatin, etc.). De 2 à 24 dragées par jour. Résultats excellents, souvent très rapides. « La tumeur perd de sa dureté, se ramollit, se rapetisse et ne tarde pas à disparaître presque complétement. » (Jaccoud). « Le traitement demande à être continué pendant longtemps, pour donner des résultats favorables, et il doit être commencé de bonne heure, alors que le goître a encore un volume peu considérable... Dans le cas où le goître remonterait à une époque éloignée, le traitement iodé trouverait encore son application, mais seulement pour arrêter le processus de dégénérescence. La forme d'administration du médicament la plus habituellement adoptée est l'iodure de potassium, de 5 centigrammes à 2 grammes, et même de 4 à 6 grammes par jour et au-delà. » KRISHALÉES. « L'éponge calcinée, jadis employée contre le goître, ne doit son efficacité qu'à l'iode qu'elle renferme. » BOUCHUT. *Dictionnaire de médecine*, 1889.

Goutte (Gendrin, Rendu, Roussel, etc.). De 2 à 6 dragées par jour. « Dans la goutte chronique, l'iodure diminue la quantité d'urée excrétée et empêche la formation des urates de soude. » Paul RODET. *Manuel de thérapeutique.*

Hepatite. Voir *engorgement du foie.*

Hydrocephalie (Bamberger). De 4 à 6 dragées par jour ; compléter le traitement par l'huile de foie de morue.

Hypertrophie du cœur (Green). De 2 à 8 dragées par jour. L'action de l'iodure doit être aidée par la digitale et la jusquiame.

Intoxication plombique (Melsens, Michel, Guillot, etc.). Voir *intoxication mercurielle.* De 1 à 16 dragées par jour. « L'iodure de potassium est très usité contre les intoxications lentes plombiques. » BOUCHARDAT. *Nouveau formulaire magistral*, 1889. Voir *coliques de plomb.*

Intoxication mercurielle (Melsens, Ricord, Guillot, Mireur, Langlebert, Mauriac, Bremond, Devergie, Vernois, etc.). De 2 à 12 dragées par jour. « Considérant les affections saturnines ou mercurielles comme étant dues à la présence du métal fixé dans les organes, sièges de la maladie, M. Melsens administre l'iodure de potassium à doses graduées ; il en détermine ainsi l'expulsion par les urines... L'emploi de ce même iodure comme moyen préventif est conseillé par lui, pour permettre aux ouvriers, exposés à l'action des poussières plombeuses ou des émanations mercurielles, de poursuivre leurs travaux sans danger. Depuis trente ans, des expériences nombreuses ont donné raison aux vues pratiques de M. Melsens. Des ouvriers, atteints de paralysies saturnines, ont été guéris ; d'autres, qui étaient éloignés des ateliers par de fréquents accès de coliques saturnines, ont pu reprendre et continuer leurs travaux, au moyen d'un régime dans lequel entrait la dose utile d'iodure de potassium. Le résultat des observations recueillies à Bruxelles et à Lille, les lettres et attestations adressées à l'Académie,

de diverses époques, ne laissent aucun doute sur
ce point. A l'égard des affections mercurielles, les
observations favorables, réunies par les soins per-
sonnels de M. Melsens, sont confirmées par celles
qui sont effectuées dans les ateliers d'Ydria. Les
ouvriers qui manipulent le mercure et les produits
mercuriels dans cette mine importante, ont été
l'objet de traitements variés, répressifs ou préven-
tifs, et les bons effets de l'iodure de potassium n'y
sont pas contestés. Ils ne le sont pas davantage à
l'hôpital de Vienne, où se présentent tant d'occa-
sions de contrôler l'action de l'iodure de potassium
dans les affections mercurielles. Ici encore, on
reconnaît que l'iodure de potassium débarrasse
l'économie du mercure fixé et prévient sa fixation.
On constate en même temps que les symptômes
provenant de la présence du mercure sont éloignés,
atténués, prévenus... De nombreux ouvriers sou-
lagés ou guéris ; des chefs d'usine adoptant pour
eux-mêmes, après essais attentifs, l'usage préventif de l'iodure de potassium ; le personnel de la
mine d'Ydria et celui des malades de l'hôpital de
Vienne fournissant la confirmation des résultats
énoncés par M. Melsens ; la certitude, enfin, que
ses procédés ont pris place dans la thérapeutique
générale, constituent un ensemble de faits qui
suffit pour démontrer que l'auteur a contribué à
rendre moins insalubre l'art du mineur et l'art
des ouvriers nombreux qui manipulent les composés plombeux.

« Après avoir attendu, selon ses traditions constantes, que la pratique eût justifié les vues de l'auteur, l'Académie n'hésite plus à décerner à M. Melsens un prix de deux mille cinq cents francs. » DUMAS. (*Acad. des Sciences*, séance du 23 avril 1877).

Humeurs froides. Voir *scrofule*.

Leucorrhée chronique (Sablairoles). 4 dragées par jour.

Méningite. (Gubler, Bamberger). De 2 à 6 dragées par jour. « Dans certains cas de méningite granuleuse et tuberculeuse, l'iodure de potassium a paru faire quelque bien ». *Commentaires thérapeutiques du Codex.* 3ᵉ édition, 1885.

Névroses (Baudelocque, Magendie, Boyer). De 2 à 12 dragées par jour. « On a recommandé l'iodure de potassium comme décongestionnant, dans les phénomènes névrosiques liés à l'anémie. C'est ainsi que s'expliquent les succès de son emploi comme agent nervin dans la convalescence des fièvres graves, et les guérisons que Gubler mentionnait dans les cas de vertiges, de cephalalgie, etc. ». DECHAMBRE. *Diction. des Sciences méd.*

Obésité (Defermond, Duchesne, Delfraisse, Colin, Sims, etc.). 4 dragées par jour. Hygiène spéciale.

Orchite chronique (Gubler, Desalle). De 2 à 8 dragées par jour.

Ophtalmie tenant à un vice du sang (Lugol, Gimelli, Fano, Furnari, Hubert, Desmarres, etc.). De 2 à 4 dragées par jour. Un accès ossifluent de l'orbite, chez un enfant de six semaines, fut guéri en quinze jours rien qu'en donnant à la nourrice deux grammes d'iodure de potassium par jour. *Clinique de l'Institut ophtalmique.* 1884.

Ostéite (Velpeau, Rodet, Mireur, etc.). « Contre les manifestations secondaires de la scrofule, ostéo-périostites, suppurées ou non, on donne l'iodure de potassium à la dose minimum de 3 grammes (12 dragées). *Manuel de thérapeutique.* « On donne l'iodure de potassium dans la syphilis tertiaire, avec une maladie du périoste des os et douleurs ostéocopes, à la dose de 2 à 10 grammes. » (BOUCHUT et DESPRÉS.)

Paralysie (Duchek). Axenfeld a pu enrayer les manifestations morbides de la paralysie agitante par l'usage combiné de l'iodure de potassium, des bains sulfureux et d'un cautère. Dans un cas semblable, Villemin, cité par Jaccoud, employa l'iodure de potassium porté rapidement à 3 grammes (12 dragées) par jour. Une amélioration sensible fut le résultat de ce traitement. La médication iodurée contre certaines formes de paralysie est indiquée dans le formulaire des professeurs viennois de Carl Czuberka, traduit en français par Oberlin.

Phtisie (Fontana, Vesout, Lépine, Potain, Defermond, Labourdette, Berrut, Gaidner). « Les iodiques administrés dans la phtisie ont donné des résultats contradictoires, qu'il est facile d'expliquer. Au début, on les donna dans toutes les formes, dans tous les temps de la maladie. Plus tard, les faits et les observations aidant, on constata cliniquement que les iodiques ne doivent être prescrits que dans la phtisie torpide à marche chronique, à fond scrofuleux et seulement dans la première et la dernière période, quand il n'existe plus de mouvement fébrile ; l'iodure de potassium est surtout recommandé. H. BUIGNET », *Nouveau Dictionnaire de médecine, tome XIX*, p. 333, article Iode. »

« Cette médication doit être continuée longtemps, en ayant soin de la suspendre tous les vingt jours pour la rependre au bout d'une semaine. » (*loco citato*).

« Il faut suspendre l'usage de l'iodure de potassium dès qu'il se produit des phénomènes d'excitation générale. » (J. SIMON, *Clin. de thérap. des enfants*.)

« Les indications de l'iodure de potassium correspondent aux cas dont les lésions anatomiques sont : une pneumonie interstitielle chronique, avec rétrac-

lion du tissu fibreux du voisinage, et pleurésie
adhésive. Les formes mixtes, tantôt fibreuses, tantôt
caséeuses, réclament un traitement ou un autre ;
alternativement, un troisième groupe de phtisiques
chez lesquels la muqueuse bronchique est surtout
affectée (phtisie pituiteuse de Laennec) ne doit
jamais être traitée par l'iodure de potassium. Ce
qu'il faut, en pareil cas, ce sont les balsamiques
avec ou sans créosote; au contraire, l'iodure est
indiqué lorsque la maladie se présente surtout
avec les caractères de l'emphysème pulmonaire.
Les contre-indications pour l'emploi de la créosote
sont : la tuberculose intestinale, la dégénérescence
amyloïde, le stage avancé de la phtisie ; celles de
l'iodure de potassium, la tendance aux hémoptysies ou les hémoptysies elles-mêmes, les lésions
du larynx et l'œdème de la glotte, la néphrite interstitielle et la dégénérescence amyloïde des
reins. » STICKER, *Paris-Médical*, 1888.

Pneumonie. (Schwartz, Gualdi, Liegeois). De
4 à 6 dragées par jour.

« Partant de cette idée que la pneumonie doit
être considérée non pas comme une maladie locale
à symptômes généraux, mais comme une maladie
générale avec effets locaux, Schwartz a proposé
comme traitement l'iodure de potassium, à la dose
de 40 centigrammes toutes les deux heures, avec
application d'une vessie de glace sur le point du
thorax correspondant au foyer pneumonique. L'io-

dure de potassium agirait contre l'agent causal du processus pneumonique, et, donné au début de la maladie (dans les premières trente-six heures), en arrêterait les effets, produisant la guérison complète et immédiate. Tous les pneumoniques traités ainsi par Schwartz auraient guéri, et, dans le dixième des cas, la guérison était atteinte au second jour du traitement. Riebe a obtenu des effets analogues ». (*Bulletin de l'Académie de médecine de Rome*).

« Le traitement de Schwartz dans la pneumonie donne d'heureux résultats. Ces résultats sont plus beaux chez les enfants que chez les adultes. Le traitement doit être institué au début de la maladie, parce que le résultat est alors immédiat et parfait. Institué pendant le cours de la maladie, la guérison est plus tardive et incomplète. Les avantages de l'iodure de potassium portent sur la fièvre et la dyspnée et non sur les lésions locales elles-mêmes, qui peuvent, au contraire, augmenter. L'iode et le potassium se séparent dans l'organisme, et chacun des deux corps produit ses effets spéciaux. L'action de la glace est secondaire en ce sens qu'elle porte sur les effets, et non sur la cause de la maladie. Elle est utile pendant la période de congestion, nuisible quand le contenu des alvéoles est déjà concrété et le poumon induré. » (GUALDI, *Gaz. méd. ital.* et *Bull. gén. de thérap.*)

Psoriasis. Gutteling a exposé les résultats que lui a donnés l'étude de vingt-deux cas de psoriasis traités par l'iodure de potassium à hautes doses, suivant la méthode de Haslung ; la plus grande quantité d'iodure absorbé dans la journée a été de 57 grammes, mais on n'arrivait à ces doses extrêmes qu'en suivant une progression continue ; un seul malade a pris jusqu'à 3,684 grammes de de médicament ! Dans tous les cas et surtout lorsqu'il s'agissait d'un psoriasis récent, l'influence favorable de la médication a été incontestable et parfois même, après deux à trois semaines, on pouvait cesser tout traitement.

Les hautes doses d'iodure de potassium ont été mieux supportées qu'on ne pourrait se l'imaginer ; chez cinq malades seulement on dut suspendre, pendant un certain temps, le traitement.

Parfois aussi survenaient des maux de tête, des enchifrènements, de la conjonctivite, des éruptions d'acné, de purpura, etc., mais ces inconvénients disparaissaient assez rapidement ; jamais on n'observa ni salivation, ni albuminurie, ni aucun trouble du côté des urines ; il faut enfin noter que plusieurs des malades traités ont, durant un certain temps, présenté un amaigrissement assez notable. (*Weekbl. van hel nederl. Tijdschr voor Geneesk.*, n° 17, 1888).

Aucun médecin français n'a osé, nous le reconnaissons volontiers, atteindre des doses aussi extraordinaires.

Rachitisme (Simon, Vandeeleworth, Bounyer, Bottero, Magendie, Aubrun). De 2 à 6 dragées par jour.

Rhumatisme (Bogros, Delioux, Aubrun, Trastour, Lasègue). De 4 à 10 dragées par jour. Cette médication est indiquée contre les formes chroniques. On doit s'en abstenir dans le rhumatisme aigu.

Salivation (Rollet, Blanc, Rodet, etc.). 4 dragées par jour.

Scrofule. Tous les médecins, sans exception, prescrivent l'iodure de potassium depuis que, grâce à ce médicament, la scrofule a perdu sa triste réputation de mal incurable. Les doses varient entre 2 et 20 dragées.

« On doit regarder l'iode comme le remède principal de la cachexie scrofuleuse. » BOUCHARDAT.

Stomatite. Voir *intoxication mercurielle*.

Syphilis (Wallace, Cullerier, Ricord, Puche, Gibert, Payan, Cooper, Lancereaux, Alfred Fournier, Henry, Langlebert, Diday, etc.). De 4 à 20 dragées par jour. « Ayant eu à diriger pendant longtemps un service important de vénériens, je commençais les traitements iodés par 25 à 50 centigrammes d'iodure de potassium. Cette dose est continuée pendant cinq jours, et augmentée de la même quantité pendant la même période de temps, jusqu'à 3 grammes, rarement 4 grammes; ensuite je termine par des doses décroissantes jusqu'à arriver à celle du début. Cette manière de faire m'a toujours donné d'excellents résultats. » (Bar-ralier, professeur aux écoles de médecine navale). — « Dans le traitement de la syphilis constitutionnelle, Ricord ordonne jusqu'à 8 grammes d'iodure de potassium, soit 32 dragées par jour ; cette dose est exceptionnelle.

Tumeurs blanches (Buisson, Pierquin, Cottereau, etc.). 2 à 8 dragées par jour.

Ulcérations chroniques dépendant d'une maladie constitutionnelle (Fabre, Biett, Magendie, Guibourt, Jobert). De 1 à 12 dragées par jour.

Vertiges (Gubler, Eloy). Voir *névrose.*

Vomissements nerveux (Becquerel, Meyer). De 2 à 6 dragées par jour.

Cette médication est impuissante à modifier les vomissements qui persistent après le quatrième mois de la grossesse, tandis qu'avant cette époque son action est très puissante (1).

---

(1) Les chimistes qui analyseront mes dragées d'iodure de potassium constateront qu'elles contiennent une petite proportion de carbonate de potasse. Nous les prévenons que cette addition est *voulue*. Elle a pour but de faciliter l'action du médicament ; elle résulte des règles posées par l'école de Montpellier aussi bien que par celle de Paris. Le professeur Gubler disait, en effet : « J'ai l'habitude de prescrire l'iodure de potassium *rendu alcalin* par l'addition d'une certaine quantité de carbonate de potasse » ; son collègue de Montpellier, Pechollier, fait une déclaration analogue et affirme qn'avec un peu de carbonate l'iodure donne des cristaux plus stables, et produit des effets plus certains.

L'IODURE DE SODIUM

Je serai forcément bref sur la question de l'iodure de sodium, dont les *Commentaires thérapeutiques du Codex* (3e édition) ne disent que ceci : « ses propriétés et ses usages sont les mêmes que ceux de l'iodure de potassium ; mais il présente sur ce dernier l'avantage d'être mieux toléré et de pouvoir être administré plus longtemps de suite et à doses plus massives. »

Les pharmacopées étrangères font des déclarations analogues. Je cite, comme exemple, le formulaire du professeur Sigmund, de Vienne, qui s'exprime ainsi : « l'iodure de sodium est plus facilement supporté que l'iodure de potassium par les estomacs susceptibles, mais il est certainement bien moins actif. »

En somme, l'opinion générale c'est que l'iodure de sodium agit à peu près comme l'iodure de potassium, avec cette différence qu'il est mieux toléré, dans les cas où l'on est obligé d'administrer un composé iodé pendant longtemps et à haute dose. Le docteur N. Gueneau de Mussy a appelé sur ce fait l'attention de ses collègues de l'Académie de médecine dans la séance du 27 juin 1883, et, depuis cette époque, nombreux sont les praticiens qui ordonnent l'iodure de sodium. Leur nombre ayant encore augmenté depuis la publication des travaux de MM. Henri Huchard, des hôpitaux de Paris, Feltz et Ritter, de Nancy, j'ai, sur la demande de quelques vieux clients fidèles, préparé des dragées d'iodure de sodium, pour les substituer à mes dragées d'iodure de potassium, dans quelques cas particuliers, que je n'ai pas à indiquer.

D'après les organes les plus autorisés de la presse médicale *(Bulletin général de thérapeutique, Gazette hebdomadaire, Revue de Clinique et de Thérapeutique, Gazette des hôpitaux, Union médicale, Praticien*, etc.), cette indication se rencontre surtout lorsque l'iodure est destiné à des sujets que l'on suppose atteints ou menacés de quelque complication du côté du cœur ou des reins.

Fidèle exécuteur des formules indiquées par les maîtres, bornant mon ambition à présenter aux malades des médicaments élégants, commodes, bien dosés, composés avec des produits d'une pureté absolue, je n'ai pas la prétention de préciser les cas dans lesquels le potassium doit faire place au sodium, je crois pourtant donner une indication utile en appelant l'attention des médecins sur les belles expériences faites au laboratoire de l'hôpital Bichat par MM. Eloy et Huchard, expériences décisives montrant que l'iodure de sodium est un dépresseur puissant de la tension sanguine. Cette constatation a été féconde en résultats, elle a ouvert une voie nouvelle dans le traitement des maladies du cœur et des gros vaisseaux et particu-

lièrement de l'angine de poitrine vraie, affection
artérielle par excellence.

Les praticiens qui voudront des détails plus
précis sur l'action de l'odure de sodium, considéré
comme médicament artériel, consulteront avec
fruit le mémoire sur la curabilité des cardiopathie
présenté au Congrès pour l'avancement des sciences
dans la séance du 18 août 1885, et les observations
du docteur Huchard, publiées dans le *Bulletin
général de thérapeutique*, en septembre 1885 et
en octobre 1886. Ils y verront la démonstration
irréfutable de ce principe, jadis méconnu, que la
précision anatomo-pathologique permet d'instituer
une médication, aussi énergique qu'efficace, dans
des affections considérées trop longtemps comme
incurables.

Mon petit memento est terminé.

En colligeant les notes qui le composent, je n'ai
jamais eu la pensée de me substituer aux médecins. J'ai trop le respect de la vie humaine pour
essayer de me mettre un seul instant à la place des
hommes voués à sa conservation ; j'ai trop souvent éprouvé la bienveillance du corps médical,
pour ne pas déclarer ici combien elle m'est précieuse. L'ingratitude est un vice que j'abhorre : Je
serais trop malheureux si j'avais donné aux médecins l'occasion de m'appeler ingrat.

L. FOUCHER.

Paris, 12 octobre 1889.

P. S. Les pages qui précèdent étaient composées, lorsque le *Bulletin de l'Académie de Médecine* a porté à ma connaissance la communication retentissante faite à ce corps savant par M. le professeur Germain Sée. N'ayant pas l'autorité nécessaire pour juger ce travail magistral, je crois que l'impartialité m'oblige à le communiquer à mes lecteurs. Les praticiens, ayant sous les yeux les éléments du débat scientifique, apprécieront eux-mêmes les conclusions de l'éminent académicien.

Voici en quels termes le travail de M. Germain Sée est résumé par la *Semaine médicale* :

Comment l'iodure de potassium agit sur le cœur

(EXPÉRIENCES DE LABORATOIRE ET DE CLINIQUE)

par MM. G. SÉE et LAPICQUE

Académie de médecine. — Séance du 8 octobre

Depuis dix ans que j'ai introduit dans la pratique médicale le traitement des affections asthmatiques et cardiaques par l'iodure de potassium, personne ne s'est demandé d'où il vient, ni comment il agit, et si quelques-uns ont soulevé le problème, personne ne l'a résolu.

C'est pourquoi j'ai institué avec M. Lapicque, mon aide de laboratoire, des recherches nouvelles qui portent sur les modifications de la pression par les iodures de potassium et de sodium sur l'état du cœur, et particulièrement sur les changements qu'ils font subir à la contractilité des vaisseaux. La question principale à discuter réside, en effet, dans la vaso-contriction ou dans la vaso-dilatation qui, avec la force impulsive du cœur, constituent le point de départ de la pression sanguine; or, cette pression n'est pas simple, elle n'est, en réalité, que la résultante de ces deux facteurs.

I. — *Effets des sels de potasse en général sur la pression sanguine.* — Tout d'abord, il n'est pas indifférent d'opérer avec l'iodure de potassium ou avec l'iodure de sodium. L'injection directe de ces deux sels dans les veines d'un chien détermine des effets tout à fait distincts. L'action physiologique du potassium, en général, diffère trop profondément de celle du sodium pour que la substitution d'une de ces bases à l'autre dans la combinaison avec l'iode ne modifie pas radicalement l'action physiologique et la vertu du composé. On sait que les sels de potasse *excitent le cœur et les nerfs vaso-contricteurs* et qu'ils *élèvent la pression sanguine.* Le radical potassium devait conférer cette propriété à son iodure, comme à ses autres sels ; c'est ce qui a lieu ; le sodium ne fait rien de pareil.

Mais dans quelle mesure cette propriété se combine-t-elle à celles de l'iode? Y a-t-il entre elles antagonisme ou renforcement réciproques? Comme conclusion, vaut-il mieux, au point de vue de la circulation, administrer l'iode en combinaison avec le potassium qui a son activité propre, ou avec le sodium qui est neutre au point de vue physiologique?

Voilà les questions que nous avons cherché à résoudre par nos expériences.

II. — *Technique et dose.* — Celles-ci ont été faites sur des chiens curarisés le moins possible. La pression a été prise, tantôt dans la fémorate, tantôt dans la carotide, au moyen du manomètre enregistreur de M. François Franck. Les sels en solution à 1/10 étaient injectés dans la veine saphène.

Nous injections d'abord nos substances par petites doses ; mais nous nous sommes bientôt aperçu qu'on pouvait, sans inconvénient, donner rapidement des doses massives, aussi bien de l'un que de l'autre iodure et qu'on obtenait ainsi des effets bien plus nets et mieux caractérisés. Un chien de 8 à 10 kilogrammes supporte très bien un gramme d'iodure de potassium injecté en vingt ou trente secondes dans la saphène, et on peut faire une nouvelle injection au bout d'un quart d'heure.

Cette tolérance pour l'iodure de potassium est très remarquable. Il en est, en effet, tout autrement pour le chlorure de potassium, par exemple, même si l'on tient compte des différences de poids atomique entre le chlore et l'iode. 0.50 de chlorure de potassium (qui contient sensiblement le même poids de potassium que 1 gramme d'iodure) tuent net l'animal, si on les injecte dans les mêmes conditions.

Si donc on injecte à un chien de 8 à 10 kilogrammes, légèrement curarisé, 2 ou 3 grammes d'iodure de potassium ou de sodium, en deux ou trois fractions et qu'on prenne le tracé de la pression d'une manière continue pendant quelques heures, voici ce qu'on obtient :

III. — *Phénomènes cardiaques et pression intravasculaire.* — Les phénomènes doivent être divisés en deux périodes :

Première phase ou *phase de l'alcali :* La première période, celle qui suit immédiatement l'injection, diffère totalement suivant que le sel injecté est l'iodure de potassium ou l'iodure de sodium.

Avec l'iodure de potassium, le cœur s'accélère, la pression s'élève immédiatement de plusieurs centimètres et reste longtemps à ce niveau élevé ; le tracé présente de grandes oscillations lentes se succédant régulièrement à des intervalles de quelques minutes. Mais cette régularité ne s'observe qu'après la première injection. Aux suivantes, on observe, çà et là, des ascensions brusques et tumultueuses qui traduisent, dans l'appareil circulatoire, des convulsions que le curare a empêché d'aboutir dans l'appareil moteur.

Si dans cette période on excite le bout périphérique du pneumo-gastrique après la chute de pression, qui est normale (contrairement à l'opinion de Bagolepof), il y a une réparation énergique qui fait monter la pression à 4 ou 5 centimètres plus haut que le point de départ.

Avec l'iodure de sodium, on est loin d'obtenir des phénomènes aussi accentués : dans les quelques minutes seulement qui suivent l'injection, on observe une légère élévation de pression (1 à 2 centimètres) formant un plateau à peine ondulé. Le cœur est ralenti et il présente quelques intermittences, puis toutes choses reviennent à l'état primitif.

Deuxième phase ou *phase de l'iode* : Au bout d'un temps assez long, une heure environ après la première injection, commence une autre série de phénomènes, qui est identique pour les deux iodures. La pression descend très lentement et d'une façon continue (c'est le phénomène qui a sans doute été observé par Huchard et Eloy dans leurs expériences), tandis que le cœur est un peu accéléré.

Cette chute se continue pendant une ou deux heures ou davantage. Elle passe par un minimum, puis se met à monter aussi lentement qu'elle était descendue. Ce minimum peut se trouver à 8 centimètres plus bas que le niveau primitif.

ll nous semble que l'on pourrait appeler la première de ces phases, phase de l'alcali, et la seconde, phase de l'iode, puisque la première diffère essentiellement, suivant qu'il y a du potassium ou du sodium, et que la seconde est identique dans les deux cas.

C'est, d'ailleurs, au potassium qu'il faut attribuer la forme de la première phase dans l'action de l'iodure de potassium. On obtient, en effet, des tracés en tous points comparables, si on injecte à un chien du chlorure de potassium en quantité suffisante, mais par petites fractions, de façon à ne pas le tuer ; on observe les mêmes ondulations caractéristiques, comme dans les spasmes convulsifs. Quant à la phase de l'iode ou d'abaissement de pression, elle manque naturellement ici. C'est donc bien l'iode qui la produit.

Pour ce qui est de la similitude que revêtent, quel qu'ait été l'alcali administré avec l'iode, les tracés pendant cette seconde période, elle s'explique très vraisemblablement par le fait de doubles décompositions accomplies dans le sang ; quel qu'ait été l'iodu e injecté, au bout d'un certain temps on tombe sur un composé qui doit toujours être le même; est-ce l'odure de sodium? C'est vraisemblable : le potassium aura été éliminé.

IV. *Vaso-constriction potassique. Vaso-dilatation finale.* — A ces deux phases correspondent des changements de vaso-motricité, qui d'ailleurs, expliquent complètement les phénomènes observés.

A la phase d'excitation qu'on obtient par l'iodure de potassium, on observe un cœur accéléré, une pression élevée et une vaso-constriction très évidente. Puis survient la vaso-dilatation avec pression basse ; c'est la phase iodique.

Avec l'iodure de sodium, la première phase manque; elle est remplacée par quelques troubles peu importants; puis vient la deuxième phase, en tout semblable à la phase correspondante de l'iodure de potassium ; c'est la vaso-dilatation.

EXPLICATIONS PRATIQUES DE L'IODOTHÉRAPIE DU CŒUR

Nous avons, dans les caractères biologiques de l'iodure de sodium et dans les diverses phases expérimentales de l'iodure de potassium, l'explication de tous les effets favorables, de toutes les actions thérapeutiques de cette puissante médication cardiaque. La vaso-dilatation, avec l'abaissement de pression, c'est la caractéristique de l'iode. La vaso-constriction avec l'élévation de pression et le renforcement du cœur, c'est la caractéristique de l'iodure de potassium qui commence par l'une et finit par l'autre.

Nous pouvons, à l'aide de ces données, interpréter les effets primordiaux, qui sont au nombre de deux, dont les premiers déjà indiqués dans ma communication à l'Académie au mois d'août 1888, sont les actions hypérémiantes.

I. *Actions hypérémiantes par vaso-dilatation sur les organes respiratoires :* En général, l'iode entraîne partout, sur la muqueuse des bronches et du poumon et sur la peau, de véritables hypérémies, qui peuvent bien, par de fortes doses, s'exagérer jusqu'à la production d'hémorrhagies, mais qui constituent, en réalité, la base indiscutable de la plupart des actions iodiques utiles, comme nous allons le prouver. Or, ce pouvoir hypérémiant, ce pouvoir congestif, tient à la vaso-dilatation, laquelle a lieu non par le fait de la paralysie du centre vaso-moteur, comme on l'observe par le chloral ou le nitrite d'amyle; ce centre reste intact; la vaso-dilatation est à la périphérie, soit dans les vaisseaux des organes, soit dans ceux des tissus superficiels.

*Action hypersécrétoire bronchique. Action anti-
dyspnéique secrétoire chez l'asthmatique :* La première
et la principale de ces congestions thérapeutiques est
celle qui se passe dans les bronches et dans les
glandes de la muqueuse bronchique et détermine
une véritable hypersécrétion ; il résulte de là que
l'exsudat visqueux, compact et adhérent de la muqueuse, qui caractérise l'expectoration si pénible de
l'asthmatique, se trouve ramolli, imprégné à et rem-
placé par une sécrétion liquide ; de là, pénétration
plus facile de l'air dans les bronches ; de là aussi
les échanges gazeux plus faciles entre l'air intra-
pulmonaire et l'atmosphère ambiante. La dyspnée cesse dès que l'iode a commencé à agir. Nous
avons là, comme je l'ai démontré, le spécifique de
l'asthme. Or, cette action spécifique tient la vaso-
dilatation des vaisseaux, à l'hypersécrétion due à
l'afflux du sang dans les vaisseaux.

*Vaso dilatation des vaisseaux pulmonaires. Action
antidyspnéique pulmonaire chez le cardiaque :* La
circulation intra-pulmonaire est elle-même activée
par l'iode qui, en hypérémiant le tissu du poumon,
lève les stases veineuses si fréquentes et si graves
dans les vaisseaux pulmonaires des cardiaques. C'est
un médicament respiratoire pour le cardiaque aussi
bien que pour l'asthmatique. Je dirai plus : c'est
qu'il constitue un médicament pulmonaire direct, et
ce qui le prouve c'est que l'iode s'accumule en quantité énorme dans le poumon et facilite ainsi la respi-
tion. (Recherches de Calmels dans mon laboratoire
en 1887). Or, nous savons maintenant que la plus légère dyspnée de travail chez le cardiaque est aussi
une dyspnée pulmonaire. L'iode agit donc pour li-
bérer la respiration, c'est-à-dire le poumon.

Mais ce n'est pas encore toute l'action antidyspnéique : outre qu'elle est à la fois pulmonaire et
broncho-sécrétoire, elle est aussi d'ordre chimico-
nerveux. Après avoir reconnu la cessation de la

dyspnée bronchique chez l'asthmatique par la sup-
pression de l'obstruction mécanique des bronches au
moyen de l'iode, après avoir avoir constaté la dimi-
nution de la dyspnée chez le cardiaque par le fait
d'une circulation pulmonaire plus active, je m'aper-
çus qu'en l'absence de tout trouble mécanique bron-
cho-pulmonaire, l'iodure de potassium ne perdait pas
ses droits. Le cardiaque peut avoir, outre la dyspnée
de travail ou pulmonaire, une dyspnée d'ordre nerveux ou d'ordre chimique. On ne trouve chez certains
cardiaques aucun signe d'engorgement veineux pulmonaire, ni d'infarctus, ni d'œdème pulmonaire qui
détermine la dyspnée : c'est alors que l'asphyxie continue ou par accès. Or, dans ce cas encore, l'iode in-
tervient utilement, et voici comment : L'asphyxie
porte aux centres respiratoires un excès de CO^2 qui
empêche l'innervation respiratoire régulière et l'excite
outre mesure. L'iode active la circulation générale
et, par conséquent, celle des centres respiratoires.
Elle y fait passer plus de sang et augmente ainsi
l'activité des échanges gazeux; le sang du bulbe tend
à se désasphyxier et se trouve ramené au type fonc-
tionnel normal. La dyspnée paroxystique ou continue,
les accès de suffocation, les menaces d'asphyxie, disparaissent sûrement.

II. *Actions multiples de l'iodure de potassium sur
le cœur.* — Le cœur subit, à son tour, par l'iodure
de potassium, d'importantes modifications, mais non
par l'iode seul; l'une, dans sa circulation intrinsèque
ou coronaire, d'autres, dans son système nervo-musculaire, dans sa nutrition et son rythme.

a) *Renforcement primitif du cœur et de la pression :
puis, grande facilité de son travail par vaso-dilatation
des coronaire :* On a considéré les iodures, comme des
dépresseurs vasculaires, et c'est même à cette propriété de faire baisser la pression vasculaire qu'on a
attribué tous les avantages des iodures dans les

nombreuses affections cardiaques, attribuées à la surélévation de la pression.

Il semblait qu'il y eût là une formule antagoniste des plus s mples, mais cette indication est hypothétique. Il faut d'abord faire une large part à l'iodure de potassium qui, ainsi que le montrent nos tracés, produit une augmentation manifeste de la pression, et ne permet pas de classer la médication iodurée parmi les dépresseurs, plutôt que dans le groupe des cardiaques sans adjectif. En effet, dès le moment que la pression est augmentée par *le fait du cœur*, la circulation intracardiaque doit être activée dans les artères coronaires, comme dans tout le système artériel, et ce sera le résultat de l'action du potassium sur le système nervo-musculaire en général, du myocarde en particulier. Le cœur se trouvera ainsi renforcé nerveusement, puis dans sa circulation et, par conséquent, dans toute sa fonction musculaire.

Arrive bientôt la phase iodique vulgaire, commune à toutes les préparations d'iode, et dans laquelle se manifeste la vaso-dilatation générale et, par conséquent, aussi coronaire. Nous avons là un moyen de faciliter singulièrement la circulation intrinsèque du cœur, en ce sens que le cœur, pour chasser le sang dans ses artères propre est dans son propre tissu, n'est plus obligé de fournir la même somme de travail que dans l'état antérieur. Le cœur se trouve dégagé de ses obstacles naturels qui sont la tonicité de tous les vaisseaux artériels. Dans cette condition nouvelle, le cœur reprend une nouvelle force, et, loin d'être déprimé, il bat avec énergie, ce qu'il est facile de constater chez le malade cardiaque, comme chez l'animal en expérience; l'impulsion cardiaque reste entière, et le sphygmographe indique un pouls large et fort. Donc, les iodures, quels qu'ils soient, ne sont pas des dépresseurs du pouls; c'est le contraire qui est vrai pour l'iodure de potassium qu'on peut considérer comme un vrai cardiaque ou plutôt un tonique indirect du cœur, c'est-à-dire comme un moyen infaillible de relever la circulation affaiblie, de l'accélérer, et même de la régulariser.

b) *L'iodure de potassium est un poison digitalique, c'est-à-dire bienfaisant :* Nous connaissons la toxicité comparative des sels de potasse et des sels de soude, signalée depuis 1864 par Claude Bernard et Grandeau, et démontrée par Feltz et Ritter, surtout par Bouchard, qui l'ont constatée dans les urines ; mais nous savons aussi que cette toxicité est plus que modérée, même dans les urines où elle ne forme que la cinquième partie des poisons, d'après Bouchard, bien moins encore, d'après A. Robin, à cause des erreurs chimiques grossières, et qu'elle est tout à fait amoindrie pour le cœur, car nous avons pu injecter impunément jusqu'à un à trois grammes d'iodure de potassium dans les veines d'un chien pesant huit à dix kilogrammes. A cela il faut ajouter avec tous les expérimentateurs, avec Traube, Guttmann et Rotenthal, Podcopoïeff, Kemmerich, Bunge, Bœhm, Ringer, Kœhler, que les sels de potasse n'agissent comme toxiques que si on les injecte directement dans le sang, mais que, pris à l'intérieur, soit purs, soit avec certains aliments qui contiennent vingt fois plus que la dose thérapeutique, ils ne produisent que des effets insignifiants. Comment, d'ailleurs, agissent les sels potassiques? Pendant longtemps on les a considérés comme des poisons musculaires (Ranke, Podcopoïeff) ; mais tous les physiologistes modernes sont d'accord pour dire qu'ils affectent d'abord les appareils nerveux (Traube) qui sont d'abord surexcités, puis affaiblis, et qu'ils finissent par paralyser les muscles.

Or, parmi ces muscles, le plus important c'est le cœur. Cet organe, sous l'influence de doses modérées injectées dans le sang ou introduites dans l'estomac, présente des modifications très analogues à celles que lui imprime la digitale. Après une légère dépression passagère, il survient une augmentation de la pression qui est naturellement indépendante de la vaso-dilatation, et ne peut provenir que d'un surcroît d'énergie du cœr. Finalement les centres intra-cardiaques se paralysent (chez l'animal en expérience) et le cœur s'arrête. Si donc l'iodure de potassium est un poison du cœur, c'est un poison bienfaisant et certainement plus utile que l'iode ou l'iodure de sodium, car l'iodure de potassium n'est pas seulement un sel de potassium, c'est un iodique, et c'est à ce titre qu'il agit. L'iodure de sodium ne produit d'effet utile que par les vaisseaux qu'il dilate au moyen de l'iode seul, car la soude est indifférente pour les muscles, pour les nerfs et pour les globules sanguins qui ont besoin de potassium. La soude est un élément du plasma, un élément, pour ainsi dire, passif.

III. *Applications de l'iodure à la plupart des maladies du cœur et des vaisseaux coronaires :* L'expérience m'a démontré depuis longtemps l'utilité de l'iode dans les lésions les plus diverses du cœur, de son muscle et de ses vaisseaux, et je ne le condamne que s'il détermine des hémorrhagies ou de l'iodisme gastrique durable. Si ses avantages sont si inéluctables dans les cardiopathies, c'est que partout, et toujours, il rétablit la respiration compromise même au début des cardiopathies, car la dyspnée de travail est un phénomène initial et se retrouve dans presque tous les cas, même quand la compensation entre le myocarde et les obstacles qu'il rencontre paraît parfaite. A plus forte raison, l'iode s'impose quand la dyspnée est franchement pulmonaire par stase veineuse ou par œdème pulmonaire, ce qui a lieu chaque fois que la compensation est troublée ou annulée, chaque fois qu'il y a ce qu'on appelle *asystolie.*

Mais l'indication de la dyspnée n'est pas la seule; j'énumère les cas où l'iode est incontestablement utile et je les explique. Je cite en passant les cas nuls, et je cherche la cause de la nullité :

a) *Adipose du cœur*: On sait de longue date que l'iode, à de fortes doses prolongées, atrophie certains

tissus et certaines glandes ou, plutôt, réduit leur
volume en agissant principalement sur le tissu con-
jonctif hyperplasié ou sur les éléments graisseux qui
contribuent à la formation des dégénérescences. Le
cœur n'échappe pas à cette loi de réduction; s'il y a
adipose vraie, on peut concevoir des chances de guérison.

b) *Dégénérescence fibro-graisseuse sclérose* : S'il y a
une dégénérescence graisseuse ou fibro-graisseuse et
surtout une sclérose vraie, il n'y a plus d'espoir de
réduction de ces tissus transformés. Mais les fibres
musculaires du myocarde qui sont restées intactes,
se trouvent thérapeutiquement surélevées dans leur
circulation ou irrigation, par conséquent, dans leur
fonctionnement. C'est là une indication précieuse
irréfutable de l'iodure dans toutes les dégénérescences.

c) *Dilatation du ventricule gauche. Cœur forcé* :
Supposons maintenant qu'au lieu de la dégénérescence, le cœur ait subi une dilatation atonique ou
un surmenage qui l'ait conduit au cœur forcé (asystolie, weakened heart), les résultats de l'ioduration
pourront encore être considérés comme favorables en
ce sens qu'elle relève les tissus affaiblis ou distendus
du cœur.

d) *Hypertrophie ventriculaire gauche* : Il n'en est
pas de même dans l'hypertrophie ventriculaire gauche;
quelle qu'en soit l'origine, qu'il s'agisse d'une hypertrophie par lésion de l'aorte ou par une artério-sclérose générale, ou par une lésion atrophique des reins,
l'hypertrophie est compensatrice jusqu'à un certain
moment et repose sur un fond musculaire auquel
il n'y a rien à ajouter ni à retrancher. C'est tout au
plus si l'iodure, en cas de conservation du muscle
cardiaque ou d'hyperplasie de ses fibres musculaires,
est capable de communiquer à ce muscle une circulation musculaire, c'est-à-dire une circulation coro-

naire plus active; il ne saurait être nuisible, car il
ne réduit pas les fibres musculaires.

e) *Sclérose coronaire. Angine de poitrine* : Si la
scériose cardiaque résiste à l'iode, il en est de même,
à plus forte raison, de la sclérose des vaisseaux qu'il
est impossible, quoi qu'on en ait dit, de faire revenir
à l'état normal; l'artério-sclérose ne guérit pas; il en
est de même de la sclérose coronaire, c'est-à-dire de
la lésion caractéristique de l'angor pectoris. Cependant l'iode, comme l'a dit Huchard, qui partait d'une
idés fausse sur la curabilité de l'artério-sclérose,
présente une utilité, et voici comment : Chaque fois
qu'il y a sclérose coronaire, le cœur est dégénéré,
anémié par suite de l'oblitération plus ou moins complète d'une ou des deux artères coronaires, comme je
l'ai démontré en 1879 dans mon Traité des maladies
du cœur. Or, l'iodure de potassium anime la circulation coronaire et revivifie, sinon la texture, certainement le fonctionnement de ce cœur ischémique ou
dégénéré. Ici, comme dans tout le système artério-
capillaire, il s'établit une hypérémie artérielle et,
comme j'en ai maintenant la preuve expérimentale,
une vaso-dilatation dans les coronaires restées saines
et libres ; le bienfait est indubitable.

On voit que toutes ces données rentrent dans la
doctrine de la vaso-dilatation, avec renforcement des
fibres myocardiques et de leur fonctionnement. C'est
là le fait vrai, et concordant avec la physiologie, sans
qu'il soit possible d'invoquer une action quelconque
sur la texture des artères athéromateuses ou sclé-
reuses, et de créer un médicament artériel dans le
sens d'un dénutritif artériel.

Voilà les résultats de ce qu'on vient dédaigneuse-
ment d'appeler la clinique de laboratoire ; ce nom
n'est pas fait pour me déplaire, surtout quand il
s'agit de la thérapeutique si délicate du cœur.

Cardiacalgies. — Dans les fausses angines de poitrine, c'est-à-dire dans les cardiacalgies, où le cœur est plus souvent troublé que dans l'angine vraie, où la respiration est constamment polypnéique, où la douleur est aussi constante que violente, où, enfin, il y a parfois des aura vaso-motrices (fausse angine vasomotrice), l'iodure de potassium présente des avantages incontestables, si on le combine surtout avec l'antipyrine injectée, ou bien avec la respiration de pyridine.

g) *Arythmies organiques ou nerveuses :* Les arythmies, les intermittences vraies ou fausses du cœur, les irrégularités du cœur et du pouls sont également tributaires de l'iodure, mais dans une certaine mesure seulement. Ce qui est remarquable, c'est sa grande utilité dans les arythmies de la vieillesse, qui se relient ordinairement à des dégénérescences partielles du système musculaire cardiaque. L'iodure, en agissant sur les muscles restés sains, triomphe ordinairement de l'impuissance des muscles dégénérés. Il n'en est pas de même dans les arythmies d'origine purement nerveuse qui dépendent d'un trouble dans les fonctions des nerfs vagues.

h) *Les troubles fonctionnels des nerfs vagues, les palpitations, la tachycardie, la maladie de Basedow,* qui ont toutes pour point de départ la paralysie des nerfs inhibitoires, ne sauraient profiter de l'action des iodures, car l'iode et ses composés n'agissent pas sur les nerfs vagues, comme nous l'avons indiqué par nos expériences ; la section de ces nerfs ne modifie en rien l'effet vaso-dilatateur de ces médicaments.

Ainsi, que le cœur soit accéléré ou agité ou tachycardique, l'emploi des iodures est au moins inutile et, dans la maladie de Basedow, comme le centre caso-moteur est lui-même compromis, paralysé, comme il existe déjà une vaso-dilatation morbide, avec des congestions multiples, les iodures ne feraient qu'aggraver le mal, j'insiste sur ce point; la clinique m'avait démontré depuis longtemps les désavantages de cette médication dans le goitre exophtalmique ; la physiologie m'en fournit une nouvelle preuve.

S'agit-il du cœur ralenti, c'est-à-dire du centre vague excité, il semble que l'iodure trouve son application inéluctable, en paralysant le centre ou le nerf inhibitoire. Mais n'oublions pas que le cœur ralenti ou bladycardique est presque toujours sous l'influence d'une lésion locale cardiaque ou d'une lésion locale du bulbe ; dans ces cas, l'iode ne peut plus rien, et la maladie persiste jusqu'au moment inévitable où elle entraine des convulsions générales et presque toujours la mort.

i) *Anévrysmes de l'aorte :* C'est dans le traitement des anévrysmes de l'aorte qu'est le triomphe de l'iodure de potassium ; après bien d'autres observateurs, nous l'avons préconisé dans notre communication du 14 août 1888 à l'Académie ; la question ne se discute plus. L'ioduration anévrysmatique est partie d'une idée fausse, la coagulation du sang dans la poche anévrysmale ; elle a abouti empiriquement à un des beaux résultats de l'iodothérapie.

C'est ici surtout qu'il faut repousser de la manière la plus absolue l'usage de l'iodure de sodium, dont un chimiste de Montpellier vient de dire : Ce sel a un titre très faible, 80 ou 85 0/0 au lieu de 95 0/0, qui est nécessaire pour produire des effets ; ce sel étant, d'ailleurs, très hygrométrique, instable et d'une préparation difficile, mieux vaut renoncer à son emploi, qui n'est pas justifié au point de vue pharmacologique, et j'ajoute, à plus forte raison, au point de vue thérapeutique et expérimental. Ce n'est là qu'une moitié de médicament. Dans les indications urgentes, comme celles du cœur non compensé, ou graves,

comme celles de la syphilis des organes, il est abso-
lument redoutable par sa nullité.

Résumé. — Le vrai médicament du cœur, c'est
l'iodure de potassium. Loin d'être un dépresseur,
comme on l'a soutenu, il s'applique surtout aux
lésions mitrales ou myocardiques non compensées,
et avec débilité cardiaque. Il relève tout d'abord
l'énergie du cœur et la pression vasculaire. Puis, en
dilatant plus tard toutes les artérioles, il y facilite
l'abord du sang, de sorte que le cœur se trouve
délivré de ses résistances et recouvre sa puissance
contractile. Enfin, par la vaso-dilatation, qui s'étend
naturellement aux artères coronaires ou nourricières
du cœur lui-même, l'iodure lui rend un nouveau service en activant le mouvement du sang, ainsi que la
nutrition intime dans l'organe central de la circulation qui domine la vie.

Semaine médicale, 9 octobre 1889.

MONSIEUR LE DOCTEUR,

Il me serait facile de faire suivre ce résumé d'observations d'un grand nombre de praticiens établissant l'efficacité incontestée de mes trois préparations,

Dragées d'iodure de fer et de manne,

Dragées d'iodure de potassium,

Dragées d'iodure de sodium ;
mais, comme je prétends que chaque médecin doit se rendre compte par lui-même de la valeur d'un médicament, je préfère dire :

A ceux qui ordonnent déjà ces médicaments : Docteurs, continuez à les formuler, car ils sont toujours l'objet de mes plus grands soins ;

A ceux qui ne les prescrivent pas encore : Docteurs, grâce aux soins que je prends de préparer mon iodure de fer par petite dose et au moment même de le convertir en dragées, condition *sine qua non* pour que le sel ferreux ne soit pas altéré au contact de l'air, et de plus, grâce à la manne que renferment ces dragées, mon ferrugineux se conserve indéginiment inaltéré et ne constipe jamais,

Grâce à la tâche que je m'impose de débarrasser mon iodure de potassium de l'iode, à l'état libre, et des iodates qu'il renferme communément, par le procédé du professeur Melsens,

Grâce aux soins que je prends de purifier mon iodure de sodium, par un procédé qui m'est spécial,

Vous pouvez ordonner ces trois préparations en toute confiance, et sans crainte d'aucun accident.

Si, par un zèle que j'approuve, vous désirez les expérimenter avant que de les faire entrer dans vos prescriptions, je serai heureux de vous en faciliter le moyen, en mettant des échantillons à votre disposition.

Pour cela, vous n'aurez qu'à détacher et à m'adresser le petit bon ci-contre.

Daignez, monsieur le Docteur, agréer l'expression de mes sentiments distingués.

BON

POUR

1 flacon dragées d'iodure de fer & de manne

1 — dragées d'iodure de potassium

1 — dragées d'iodure de sodium

à envoyer à :

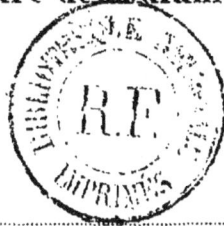

Monsieur ....

Docteur-Médecin

à ....

Signature du Docteur :

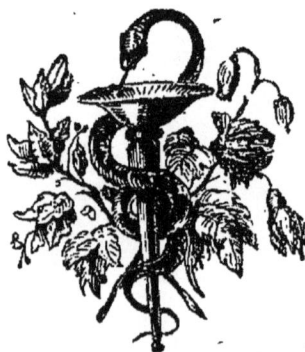

www.ingramcontent.com/pod-product-compliance
Lightning Source LLC
Chambersburg PA
CBHW061152220925
32969CB00045B/1421